OBSERVATIONS

SUR

L'EMPLOI DU TARTRATE

ANTIMONIÉ DE POTASSE (ÉMÉTIQUE).

OBSERVATIONS

SUR

L'EMPLOI DU TARTRATE

ANTIMONIÉ DE POTASSE

(ÉMÉTIQUE)

DANS LES PHLEGMASIES

DES ORGANES DE LA RESPIRATION;

Par J.-F. Levrat-Perrotton,

DOCTEUR EN MÉDECINE,

ANCIEN CHIRURGIEN-MAJOR DES ARMÉES FRANÇAISES, MEMBRE DES
SOCIÉTÉS DE MÉDECINE DE LYON, MARSEILLE, ETC. ETC.

Observatio medicinam fecit eamque sola perficiet.
ZIMMERMAN.

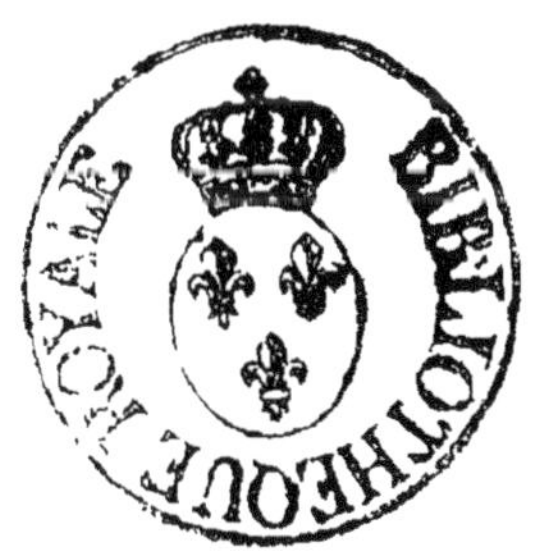

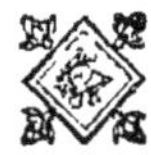

LYON,

IMPRIMERIE DE J.-M. BOURSY, RUE DE LA POULAILLERIE,

—

JUILLET 1828.

OBSERVATIONS

SUR

L'EMPLOI DU TARTRATE

ANTIMONIÉ DE POTASSE

(ÉMÉTIQUE)

DANS LES PHLEGMASIES

DES ORGANES DE LA RESPIRATION.

Lorsque des systèmes captieux veulent s'établir par la destruction des faits qui sont le fruit de l'expérience d'une longue suite de siècles, il appartient aux médecins praticiens de s'opposer à une semblable agression, par la réunion de nombreuses observations thérapeutiques, dépouillées de tout esprit de système, et recueillies avec une scrupuleuse attention au lit du malade.

L'utilité de l'émétique (tartrate antimonié de potasse) divise aujourd'hui les praticiens, comme à l'époque de son introduction dans la matière médicale.

Les sectateurs exclusifs de la doctrine physiologique l'ont répudié comme dangereux.

D'autres praticiens, parmi lesquels on rencontré malheureusement des noms célèbres, ont donné dans un excès contraire, et, malgré tout ce que l'on savait sur ce sel métallique, ils l'ont administré à des doses effrayantes dans plusieurs cas, et notamment contre les phlegmasies des organes pulmonaires. Quelques succès sont venus soutenir cette pratique que nous avons, nous qui avons gardé un juste milieu, traitée plus d'une fois de meurtrière, en compulsant les traités dans lesquels elle est indiquée.

« Le tartrate antimonié de potasse, dit M. Barbier, dans son *Traité de Matière médicale*, irrite les tissus vivans avec lesquels on le met en contact; dissous dans l'eau, et appliqué sur la peau dénudée ou sur une surface suppurante, il produit de la chaleur et une douleur très-forte. Il occasionne quelquefois l'inflammation des tissus sous-jacens, et peut même faire naître de petites escarres. De fortes doses d'émétique, qu'un vomissement salutaire n'avait pas rejetées au-dehors, ont produit une inflammation mortelle du système digestif. Un individu frappé d'apoplexie prit, pendant cinq jours que dura sa maladie, environ quarante grains d'émétique qui n'occasionnèrent ni nausées ni vomissemens. A l'ouverture du cadavre on trouva l'estomac très-rouge, enflammé, rempli de bile et de mucosités. L'inflammation

paraissait bornée à la membrane muqueuse de
ce viscère, sur laquelle on apercevait des taches
irrégulières d'un rouge cerise sur un fond vio-
lacé. Il y avait aussi quelques-unes de ces taches
dans le duodénum ; les intestins grêles, d'une
couleur rose, ne paraissaient pas très-enflam-
més ; ils contenaient des mucosités et de la bile.
Le cœcum et le colon offraient peu de ces taches ;
le rectum était sain. » Ce dernier fait, rapporté
par M. Barbier, est extrait de la *Toxicologie
générale* de M. Orfila, t. I, p. 220.

Je crois qu'il serait difficile de mettre plus de
précision dans l'exposition des phénomènes organiques qui sont dus à l'action du tartrate antimonié de potasse. Ce tableau succinct aurait
dû, ce me semble, inspirer plus de réserve dans
l'emploi de ce médicament. Je le demande
maintenant : après de pareilles lésions organiques trouvées sur le cadavre, refusera-t-on encore de convenir, si toutefois il est donné à dose
élevée, de son action révulsive sur l'appareil
gastrique ? Parmi les observations qui suivent ces
digressions préliminaires sur l'émétique, dans
les trois premières, le tartre stibié a agi comme
révulsif ; il a fait, d'une sub-inflammation des
voies digestives, une inflammation franche, et
a ainsi distrait les forces vitales du lieu, c'est-
à-dire des poumons, où elles allaient produire

des accidens qui, à en juger d'après l'intensité des symptômes qui suivirent l'invasion, seraient probablement devenus mortels. Dans les autres observations, l'émétique a causé une perturbation, en provoquant des vomissemens réitérés : dans cette circonstance, les secousses, les ébranlemens que les vomissemens impriment à tous les organes, les changemens que ces derniers en éprouvent dans l'exercice actuel de leurs mouvemens et de leurs fonctions, sont indépendans du travail organique que la substance émétique suscite dans les voies digestives. Mais que son ingestion produise ces derniers phénomènes, ou ne soit suivie ni de nausées ni de vomissemens, ces deux parties d'une même médication procurent souvent des avantages distincts à la thérapeutique.

L'usage de l'émétique dans les cas qui nous occupent exige beaucoup d'attention, soit sous le rapport de la période de la maladie contre laquelle on peut le donner, soit sous celui de l'influence de la saison. Administré dès le début d'une phlegmasie pulmonaire, et avant que l'on ait pratiqué les déplétions sanguines convenables, et suivi, en un mot, une médication antiphlogistique, son action révulsive peut rarement avoir lieu ; au contraire, il ne fait ordinairement qu'accroître les accidens inflam-

matoires. Dans plusieurs observations de phlegmasies pulmonaires, consignées dans la *Clinique
médicale* de M. Andral fils, les malades ayant
pris de l'émétique dès l'invasion de la maladie,
leur état en a été aggravé.

Quant à la saison, je crois avoir remarqué
que l'émétique réussissait moins bien pendant
le printemps et l'été que pendant les deux autres
saisons de l'année ; ces dernières ont toujours
été plus fertiles en succès. Cette différence dé-
pend peut-être de cette tendance, plus grande
pendant les deux prémières saisons, aux inflammations des voies digestives : l'émétique,
par son action irritante, favorisant trop cette
disposition inflammatoire, pourrait donner lieu
à des accidens graves, surtout administré pré-
maturément. Mais lorsque l'éréthisme est tombé
sous l'influence d'une médication préalable convenable, et que des signes de saburre sont évi-
dens, c'est alors que l'on donne l'émétique en
lavage, souvent avec beaucoup de succès, spé-
cialement contre quelques vieux catarrhes qui
ont résisté à l'arrivée d'une température plus
élevée. La commotion que ce moyen imprime à
toute l'économie hâte le rétablissement de toutes
les fonctions organiques dans leur état normal.

Si nous faisons des recherches dans la litté-
rature médicale, nous remarquons que dès la

plus haute antiquité les médicamens qui provoquent le vomissement jouirent d'un grand
crédit dans les maladies des organes de la respiration. Nous ne donnons donc point comme
nouveau l'emploi de ce moyen. Deux opinions
controversées, portées jusqu'à l'exagération sur
le compte de l'émétique, ont seules pu nous
décider à publier notre faible travail, et cela
uniquement dans le but de faire ressortir, par
une réunion assez nombreuse de faits, les avantages et les inconvéniens qui peuvent être le
résultat de l'administration d'un médicament
qui jouit d'ailleurs d'une très-grande activité.

Hippocrate (*Prænotiones coacæ*) fait vomir
avec la poudre d'ellébore, dans la pneumonie
bilieuse, et proclame hautement les bienfaits
de cette médication. Les ouvrages de Baillou,
de Baglivi, de Stoll, de Lepech-de-la-Cloture,
etc. etc., renferment les nombreux succès que
ces auteurs ont obtenus de l'émétique dans les
inflammations des poumons. Bordeu (*Recher-*
ches sur le Tissu muqueux) dit que Sérane,
médecin à Montpellier, ainsi qu'Antoine Bordeu
son père, donnaient l'émétique dans les phlegmasies des poumons et des plèvres avec un succès
qui l'étonna très-souvent. Quelquefois ces deux
praticiens faisaient précéder l'émétique de la
saignée; dans quelques cas, ce n'était qu'après

avoir fait vomir qu'ils avaient recours à cette dernière. Sous l'influence de ce traitement perturbateur, qui procurait des vomissemens copieux de matières glaireuses et porracées, il n'était point rare de voir disparaître le point de côté et les crachemens de sang, et la maladie marcher ensuite à une heureuse terminaison comme un simple rhume.

Le croup, dont les accidens devenaient promptement mortels avant que l'on connût un moyen à peu près sûr d'en arrêter les progrès, moyen qui consiste dans une forte émission sanguine locale au-devant du cou, pratiquée dès le début de la maladie par un nombre déterminé de sangsues; le croup, dis-je, pouvait, dans quelques circonstances, recevoir une influence salutaire de l'emploi de l'émétique : aujourd'hui ce n'est guère que pour provoquer le détachement et l'expulsion de la fausse membrane qu'on y a recours.

Dans la coqueluche, l'émétique donné dans les premiers jours de l'invasion a quelquefois fait cesser cette maladie en déterminant de fortes secousses et des vomissemens très-abondans de matières glaireuses. L'amélioration qui succède est probablement due à la perturbation à laquelle cet agent a donné lieu. Je ne parlerai pas davantage de ces deux maladies, parce que je manque de faits propres à faire apprécier à leur juste valeur les avantages qu'on pourrait obtenir en les combattant par le tartre stibié.

J'ai lu, dans ces derniers temps, un bon traité sur les *Fluxions de poitrine*, publié en 1815 par M. le docteur Valentin de Nancy. Le savant auteur de ce mémoire donne une analyse très-intéressante de toutes les épidémies des maladies des poumons. Dans le plus grand nombre des cas, entre autres moyens thérapeutiques, l'usage de l'émétique occupe un rang distingué. Mais nous différons un peu des auteurs cités par M. Valentin, et dont il semble aussi partager l'opinion sous le rapport des émissions sanguines ; nous pensons qu'ils les proscrivent trop généralement, et nous persistons à les croire sinon toujours indispensables, du moins très-avantageuses, et propres à seconder puissamment l'action de l'émétique. Cependant nous voulons que les saignées soient très-modérées, et non-seulement subordonnées aux forces des individus et à l'influence de la saison, ainsi que nous l'avons exprimé plus haut, mais encore aux lieux que les malades habitent. Il est en effet de toute évidence que le système lymphatique étant plus développé dans les contrées marécageuses, ce ne serait pas sans danger que l'on prodiguerait les saignées, tandis que dans les pays où toutes les circonstances propres à l'entretien de la santé se trouvent réunies, telles que l'élévation du sol, un air pur, des eaux de source de bonne qualité, l'usage habituel d'alimens sains, etc., les émissions sanguines forment souvent la base des diverses médications, et qu'on leur doit une bonne part des succès qu'on obtient dans la pratique de la médecine.

Quant à la diaphérèse, notre manière de voir est en tout conforme à celle du célèbre écrivain lorrain : comme lui, nous la croyons très-utile, et c'est d'après ces vues pratiques que nous avons presque toujours associé à nos loochs stibiés, du laudanum liquide de Sydenham, et fait suivre leur administration de quelques doses de poudre de *Dower*.

PREMIÈRE OBSERVATION.

M. Stoker, maître marbrier, âgé de 48 ans, d'une forte constitution, d'un tempérament sanguin, ayant toujours suivi une vie sobre, a rarement été malade. Dans le courant de mai 1825, il présente tous les symptômes d'une violente pneumonie. Pendant les premiers jours qui suivent l'invasion de cette grave inflammation, on suit un traitement contraire qui exaspère tous les accidens.

M. le docteur Nicod, appelé le quatrième jour, conseille une médication anti-phlogistique, pratique deux larges saignées du bras, fait appliquer des sangsues sur le thorax, donne pour boisson une tisane émolliente gommée, des loochs, etc. Tous ces moyens, quoique rationnels, n'enrayent pas la marche de cette maladie. Le neuvième jour, le docteur Nicod s'absentant pour affaires, me confie ce malade. Voici l'état dans lequel je le trouvai à ma première visite : toux fréquente, dyspnée, accumulation de mucosités dans les bronches, qui rendent la respiration stertoreuse; pouls faible et intermittent, peau sèche et pénible au toucher, s'il est prolongé quelques minutes; langue rouge sur les

bords et la pointe, recouverte dans le milieu
d'un enduit brunâtre et humide : le malade n'a
pas la force de la tirer sur ses lèvres ; somno-
lence continuelle ; ventre paresseux. Des vésicatoires sont inutilement appliqués sur diverses
parties du corps sans produire même de rubé-
faction, quoiqu'on ait fait précéder l'application
d'une friction avec le vinaigre.

Ce tableau succinct suffit pour faire connaître
le pronostic que je dus porter sur un état aussi
grave : j'annonçai aux parens de ce malade que
sa position était sans ressource. Cependant, me
conformant au précepte de l'illustre Celse : *Me-
liùs est remedium anceps eligere quàm nullum*,
et me rappelant aussi qu'un de nos collègues,
M. le docteur de la Prade, nous avait commu-
niqué, dans une de nos séances de la Société de
médecine de Lyon, les avantages qu'il avait
obtenus du tartrate antimonié de potasse dans
des cas presque analogues, je prescrivis un looch
blanc du Codex avec addition de six grains de
cette préparation antimoniale, à prendre par
cuillerées d'heure en heure. Le lendemain matin, c'est-à-dire douze heures après avoir com-
mencé cette médication, l'état des poumons
était à peu près le même ; néanmoins je crus
entrevoir quelque changement en mieux dans
l'ensemble des symptômes que j'avais observés

la veille. Le même moyen fut réitéré. Dans le troisième looch, neuf grains furent ajoutés : un quatrième fut prescrit avec cette dernière dose; chaque looch fut pris dans l'intervalle de douze heures. Pendant l'administration de cet agent thérapeutique, l'état du malade s'améliora; les fonctions de la respiration reprirent leur libre usage, et tous les symptômes observés du côté du thorax s'évanouirent. Le délire, qui ne dépendait probablement que de la gêne de la respiration, cessa également.

Point de nausées ni d'évacuations alvines pendant les quarante-huit heures qu'a duré cette médication. J'ai seulement remarqué que celle-ci a déterminé une phlogose très-intense du côté de l'estomac. Il survint un hoquet des plus fatigans, puisqu'il persistait même pendant le sommeil; la langue devint rouge et sèche dans le milieu, etc. Des boissons mucilagineuses gommées, des loochs simples; cinq sangsues au niveau de l'apophyse xyphoïde; demi - once d'huile de ricin, étendue dans une émulsion des quatre semences froides, et trois gros de sirop diacode (ce dernier administré tous les soirs), firent cesser, après une durée de trois jours, ce spasme du diaphragme, que j'attribuai à l'inflammation de l'estomac, occasionnée par l'emploi du tartre stibié. Dès-lors, Stoker s'est acheminé vers la convalescence, et cette dernière a été fort courte.

II.ᵉ OBSERVATION.

GIRARD, âgé de soixante-dix ans, d'une heureuse constitution, d'un tempérament sanguin, ayant toujours mené une vie très - régulière, éprouva, le 20 janvier, un violent frisson, sans pouvoir en accuser la cause. Toux fréquente dans la nuit, avec douleur pongitive sous le teton gauche, augmentée d'une manière excessive par la toux; anorexie, langue rouge sur les bords et blanche à la pointe, et piquée de rouge dans le milieu; céphalalgie sus-orbitaire; diarrhée depuis plusieurs jours.

Le 22 janvier, je vois le malade; ajoutez, ce jour-là, aux symptômes précités qui sont plus intenses, les suivans: pouls dur et très-fréquent, peau sèche et brûlante, diarrhée plus copieuse, crainte de la mort, urines très-foncées en jaune, crachats rouillés et âcres, soif inextinguible. Saignée du bras de seize onces, infusion de fleurs pectorales miellée, looch, sinapismes sur les membres inférieurs.

Le 23, on m'annonce, à ma visite du matin, que la nuit a été meilleure que la précédente;

mais, depuis le retour du jour, la douleur la-térale est redevenue intolérable, les signes d'une vive irritation des voies digestives sont très-tran-chés ; la diarrhée est plus abondante, six selles dans vingt-quatre heures ; expectoration diffi-cile, dont le produit est toujours d'un aspect rouillé ; décubitus possible seulement en supi-nation ; même état de sécheresse à la peau. Le pronostic est fâcheux et le choix des moyens thérapeutiques embarrassant; enfin je me dé-cide, non sans quelque crainte, vu l'état peu satisfaisant des voies digestives, à prescrire un looch blanc, avec addition de six grains de tartre stibié, et de trente gouttes de laudanum liquide à prendre par cuillerée d'heure en heure. Les deux premières cuillerées provoquent des vomissemens de matières bilieuses porracées : le remède est continué jusqu'à concurrence de huit cuillerées. La nuit suivante est meilleure ; on soutient le mouvement de révulsion par l'ap-plication de deux vésicatoires camphrés aux bras : les boissons précédemment indiquées sont continuées.

Le 24, le malade m'annonce qu'il a dormi et moins souffert de son point de côté; il tousse et crache avec plus de facilité, les crachats sont moins rouillés et plus épais; la diarrhée étant toujours très-copieuse, elle augmente la prostration; la peau, quoique encore sèche, offre cependant une température moins élevée; le pouls est faible et moins fréquent. La levée des vésicatoires est renvoyée au lendemain : on achève ce qui reste du looch émétisé; d'ailleurs, mêmes moyens que la veille.

Le 25, amélioration bien prononcée de la pneumonie; les crachats sont à peu près de la nature de ceux du simple catarrhe; la douleur latérale est à peine sentie; cependant, dans le but d'en hâter la résolution, je fais appliquer sur le côté douloureux six sangsues dont les piqûres saignent abondamment sous un cataplasme émollient arrosé de baume tranquille. L'état de la langue prouve que l'émétique a vivement agi sur les muqueuses gastriques : elle est rouge par plaques et sèche dans le milieu. La diarrhée persiste et les matières fécales sont teintes de sang : cette dernière disposition est le résultat de l'exhalation de tumeurs hémorrhoïdales, auxquelles le malade est sujet depuis de nombreuses années; le ventre examiné, n'offre rien d'anormal. Même traitement, le looch excepté.

Le 26, nulle trace de pneumonie, toux plus rare, expectoration toute catarrhale, décubitus possible indifféremment sur les côtés; cependant une soif pressante, ainsi que tous les symptômes d'une vive irritation des voies digestives , sont maintenant les seuls accidens qui fixent notre attention. Des mucilagineux de toute es- pèce, quelques doses de diascordium étendues dans un looch blanc du Codex , et un régime convenable, sont les seuls moyens qu'on oppose à cette phlegmasie secondaire. Sous l'influence de cette médication , l'état des voies digestives s'est amendé progressivement, et le malade est entré en convalescence le 2 février : cette der- nière s'est passée sans orage , malgré le grand âge du malade, et après une courte durée.

III.ᵉ OBSERVATION.

M.ᵐᵉ HONORATI , âgée de quatre - vingt et un ans, d'une bonne constitution, bien conser- vée et d'une santé rarement dérangée , fait , le 20 janvier, une chute sur la glace; dans cette chute le côté gauche frappe violemment sur le pavé. Ramenée à son domicile , elle ne ressent qu'une douleur très-légère dans le côté qui a été contus. Cette indisposition ne l'em- pêche pas de vaquer à ses occupations habi- tuelles. Le lendemain elle tousse un peu , et se plaint davantage du côté. Ces malaises vont en augmentant jusqu'au 23 janvier; la nuit du 23 au 24 est très-pénible : Mme Honorati éprouve pendant cette dernière de violens frissons et une toux fréquente qui aggrave la douleur latérale ; elle garde le lit à dater du 24, et se met à l'usage des infusions pectorales miellées.

Appelé, le 25, à donner mes soins à cette malade, j'observe les symptômes suivans : pouls dur et fréquent, mais très-régulier, malgré le grand âge de Mme Honorati ; peau sèche et brûlante, toux fréquente suivie de l'expectoration de mucosités rouillées, mélangées de quelques légères stries de sang ; douleur latérale rapportée au-dessous et un peu en arrière de la mamelle gauche, décubitus en supination, céphalalgie, soif, ventre souple, et parfois selles liquides ; urines très-foncées en jaune, sans déposer de sédiment. Infusions pectorales, alternativement édulcorées avec le miel blanc de Narbonne et le sirop de gomme arabique ; looch blanc du Codex avec demi-once de sirop de pavot blanc ; sinapismes promenés sur les membres abdominaux. (la saignée du bras proposée est rejetée par la malade, ainsi que les sangsues) ; épithème anodin sur le côté douloureux, tandis qu'un large sinapisme est placé sur le côté opposé.

Le 26, à quelque exacerbation près, même état ; la saignée et les sangsues sont encore inutilement proposées.

Le 27 , exacerbation ; la malade a déliré toute la nuit ; on a eu beaucoup de peine à la retenir dans son lit ; la toux est toujours très-fréquente et les crachats sont de plus en plus pneumoniques ; la malade n'accuse plus aucune douleur, mais son coucher en supination en constate encore l'existence ; diarrhée considérable ; la volonté préside toujours à toutes les fonctions excrétoires ; le pouls est devenu lent et intermittent, et d'une faiblesse qui est peu en harmonie avec les efforts que la malade fait pour sortir de son lit. L'aspect de la langue indique une surexcitation des voies gastriques. Mêmes infusions, looch blanc du Codex , avec tartre stibié cinq grains , et laudanum liquide quinze gouttes, à prendre par cuillerée d'heure en heure ; deux vésicatoires camphrés aux bras. Les pieds et les jambes sont constamment enveloppés de coton cardé , saupoudré de moutarde et recouvert de taffetas ciré.

Le 28, même état ; le délire est toujours considérable , l'émétique a seulement provoqué quelques nausées , sans que le vomissement ait eu lieu. On commence , dans la matinée , le troisième looch émétisé : la malade a pris, par conséquent, depuis hier matin, dix grains de tartrate antimonié de potasse ; il y a constipation. Le soir, la bouche examinée attentivement paraît très-enflammée ; la soif est très-

considérable. On donne parfois quelques mor-
ceaux d'orange, et on alterne les infusions
précédemment usitées avec une tisane d'orge,
gramen et réglisse, demandée par la malade.

Le 29, le délire a presque cessé, il ne reste
que quelques incohérences; le pouls est toujours
faible et très-intermittent, la peau est moins
brûlante, et semble s'humecter un peu. La malade, interrogée sur sa douleur latérale, déclare
n'en ressentir aucune trace ; la toux est encore
fréquente, mais les crachats sont ceux du catarrhe ; le décubitus est possible sur les côtés ;
la bouche est entièrement recouverte d'une
pseudo-membrane. Une demi-once d'huile de
ricin est administrée : les selles qu'elle provoque
contiennent des fragmens de cette fausse membrane, ce qui fait présumer qu'elle revêt, sinon
tout le tube digestif, du moins une grande por-
tion de son étendue. Tisane d'orge miellée,
looch simple par cuillerées, infusions de violettes et fleurs de tussilage, sucrée et blanchie
avec du lait de vache; le soir, deux gros de
sirop de pavot blanc.

Le 30, l'amélioration se soutient; le pouls
est néanmoins toujours faible et intermittent,
il n'y a plus de délire; quatre heures de sommeil pendant la nuit, deux selles liquides dans
les vingt-quatre heures; les crachats qu'amènent

quelques quintes de toux sont mêlés à de petites parcelles de pseudo-membrane. Même traitement, et quelques cuillerées de bouillon dégraissé.

Le 31, *idem* pour tout; bien que le pouls soit encore intermittent, il offre cependant un peu plus de développement. La peau se rapproche de sa température naturelle, et est moite, malgré la persistance de la diarrhée. On fait passer, conjointement avec l'eau d'orge miellée, de la tisane de poulet et quelques cuillerées d'un looch avec addition d'un demi-gros de diascordium.

Le 1.er février, toujours de mieux en mieux : même prescription et trois cuillerées à bouche de sirop de quinquina dans la journée; amélioration progressive. Même traitement depuis le 1.er jusqu'au 9 février ; à cette époque toutes les fonctions s'opèrent comme dans l'état de santé, et la convalescence est confirmée.

Ici la saignée n'a point été pratiquée, malgré toutes mes instances, et Mme Honorati a également obtenu les effets salutaires de l'émétique : on sait d'ailleurs que, chez les vieillards, les réactions vitales sont ordinairement moins énergiques que chez les adultes ; c'est pour cela qu'on peut admettre, dans cette circonstance, une exception à la règle générale qui prescrit la saignée avant l'usage de l'émétique : je crois cependant que si quelques légers dégorgemens sanguins eussent été pratiqués, la phlegmasie gastro-intestinale aurait été sans doute moins aiguë. Dans l'observation précédente, qui offre quelques points de rapprochement avec celle-ci, la saignée et quelques sangsues ont été visiblement utiles, et ce fait pratique prouve qu'on peut, malgré le grand âge des individus, dégorger les vaisseaux sanguins, ayant égard toutefois, pour la quantité du sang à tirer, à l'état des forces du malade.

IV.ᵉ OBSERVATION.

M.ᵐᵉ MORELET, âgée de quarante-cinq ans, mène habituellement une vie sobre et régulière; elle est bien réglée, n'a pas eu d'enfans. Elle éprouve, le 9 mars, un grand malaise accompagné de frissons; dans la nuit suivante, une douleur excessive se manifeste au côté gauche, dans l'épaisseur du sein; toux, un peu de fièvre. Tisane émolliente, potion anodine.

Le 10, même état : la douleur devient intolérable pendant les quintes de toux ; la malade cherchant à éviter cette dernière, offre le tableau d'une grande anxiété; d'ailleurs, même conduite et saignée du bras de 16 onces.

Le 11, la douleur reste à peu près la même, néanmoins le pouls est moins fébrile ; les nuits sont toujours très-pénibles, le retour du jour amène un peu plus de calme. Je conseille les mêmes boissons et le looch blanc du Codex, avec tartre stibié grains 4, et laudanum liquide 25 gouttes, à prendre par cuillerées d'heure en heure. Les trois premières cuillerées provoquent quelques vomissemens de matières bilieuses très-amères ; sueurs copieuses pendant les efforts du vomissement ; le soir, amélioration : il n'y a pas eu de selles ; la nuit du 11 au 12 a été meilleure que les précédentes.

Le 12, la douleur latérale est à peine sentie ; on prend le reste du looch, qui provoque encore quelques nausées et le vomissement d'un peu de bile. Dans la soirée et la nuit suivante, on fait passer, dans le but d'entretenir la diaphorèse, un looch par cuillerées, avec addition de 25 grains de poudre de Dower.

Le 13, amélioration générale. Même conduite, et un lavement avec deux onces de manne qui procure quatre selles copieuses. Depuis plusieurs jours on tient habituelllement sur la douleur des cataplasmes anodins.

Le 14, toujours de mieux en mieux. Quelques alimens féculens légers sont ordonnés, et les boissons pectorales continuées. Le looch et le lavement purgatif sont supprimés : cette dernière médication est observée jusqu'au 18, que la convalescence est confirmée.

V.ᵉ OBSERVATION.

M. DUPOIZAT, fabricant de cartes à jouer, âgé de 30 ans, d'un tempérament sanguin-nerveux, sujet avant la puberté à des hémorragies nasales très-abondantes, a été affecté, pendant tout l'hiver, d'une toux pénible et de diverses indispositions toujours de nature catarrhale. Le 15 avril 1826, cet état de malaise habituel devient plus important : toux fréquente, douleur excessivement vive au côté droit du thorax, oppression ; expectoration de mucosités blanches, pouls élevé et précipité, coucher en supination, dysurie, urines troubles et rouges, insomnie, constipation, peau sèche et brûlante, soif ardente, prostration des forces considérable, parfois sueur de la face et du thorax seulement. Lorsque le malade veut s'incliner sur l'un des côtés , il éprouve à l'instant des quintes de toux qui le menacent de suffocation. Six grosses sangsues dans la fossette *sus - sternale*, infusions de fleurs pectorales alternativement edulcorées avec du miel blanc de Narbonne et du sirop de gomme arabique ; looch blanc, lavement emollient miellé , sinapismes sur les membres abdominaux et sur le côté gauche de la poitrine.

Le 2.ᵉ jour, la nuit a été orageuse, les accidens ont pris de l'accroissement ; respiration plus difficile. Même prescription.

Le 3.ᵉ, exacerbation ; saignée du bras de 14 onces ; demi-once d'huile de ricin, qui fait rendre plusieurs selles de matières noires et dures d'abord, ensuite jaunes et liquides.

Le 4.ᵉ, il y a quelque amendement dans l'ensemble des symptômes : pouls moins dur et plus développé ; légère moiteur à la peau, et néanmoins l'état des poumons est à peu près le même. Même traitement, avec addition de demi-once de sirop de morphine au looch précédemment mis en usage ; on réitère l'application d'un sinapisme sur le côté gauche du thorax.

Le 5.ᵉ, la douleur latérale redevient excessive ; surtout, à chaque quinte de toux, elle occupe une surface plus étendue. Même médication ; vesicatoire camphré au bras gauche, lavement avec deux onces de manne. Le soir, exacerbation générale. Cet état de choses me décide à faire passer par cuillerées d'heure en heure un looch avec cinq grains de tartre stibié : la deuxième cuillerée provoque des vomissemens réitérés de matières jaunâtres très-amères, et beaucoup de sueur. Le malade refuse d'user davantage du remède. Après cette secousse, la douleur du côté est presque insensible ; le lendemain, 6.ᵉ jour, l'amélioration est décidée. Je fais ajouter

20 gouttes de laudanum liquide au restant du looch émétisé, et j'engage le malade à en prendre encore quelques cuillerées : la deuxième dose ayant causé un peu de malaise, on y renonce pour toujours. Douleur pleurétique presque imperecptible. Dans le but de seconder la résolution opérée par l'émétique , je fais poser des vésicatoires camphrés aux deux gras de jambes à titre de revulsifs, qu'on lève au bout de 8 heures , avec la précaution de ne point enlever l'épiderme. Dans la soirée, l'état du malade est toujours de plus en plus satisfaisant : urines citronnées , soif moindre et toux rare , etc. Traitement : eau de poulet gommée , looch blanc avec demi-once de sirop de morphine, infusion de fleurs béchiques sucrée et blanchie avec du lait de vache.

Le 7.ᵉ jour, *idem* pour tout, et demi-once d'huile de ricin : deux selles copieuses. Le 8.ᵉ jour , *idem*, l'huile exceptée ; epistaxis qui donne une once de sang environ , et éruption de boutons à la lèvre supérieure.

Le 10.ᵉ jour, convalescence : cette dernière n'a été ni longue ni pénible.

VI.ᵉ OBSERVATION.

M.ᵐᵉ RUFFARD, âgée de 4o ans, d'un tempérament sanguin, d'un embonpoint remarquable, habite le Bugey. Elle a toujours été bien réglée; néanmoins, depuis quelques mois, ses menstrues ont moins flué à chaque époque, sans que cela ait nui à sa santé habituelle.

Le 2 avril 1826, après une marche précipitée d'une lieue, M.ᵐᵉ Ruffard arrive à Nantua, où elle entre à l'instant dans une voiture publique pour se rendre à Lyon ; le vent du nord soufflait et refroidissait l'atmosphère. Après deux autres heures de marche, dans une voiture mal fermée, elle a très-froid et ne peut se réchauffer jusqu'à Lyon, où elle n'arrive que dans la soirée. Aussitôt après être descendue dans son hôtel, elle me fit appeler. Voici, entre autres symptômes, ceux qui me parurent les plus tranchés : douleur excessive au-dessous et derrière la mamelle gauche, qui l'oblige à un décubitus en supination ; toux fréquente, expectoration de mucosités claires et blanchâtres, céphalalgie sus-orbitaire, orthopnée, pouls très-fébrile et développé, peau chaude et moite, langue d'un aspect catarrhal, état de brisement dans les membres, constipation depuis trois jours, urines citronnées, etc. Prescription :

infusions de fleurs pectorales miellées, sinapismes sur les membres inférieurs et sur le côté
opposé à celui de la douleur, looch du Codex
par cuillerées d'heure en heure.

Le 3 avril, exacerbation : même traitement,
et une saignée du bras de 16 onces; deux fortes
selles suivent l'administration d'une once d'huile
de ricin.

Le 4, nul amendement : continuation des
mêmes moyens, avec l'addition de demi-once de
sirop de morphine au looch blanc, et d'un lavement avec deux onces de manne. La journée se
passe sans amélioration ; à cinq heures du soir,
je prescris un demi-looch avec cinq grains de
tartre stibié, qu'on donne par cuillerée d'heure
en heure. La première cuillerée fait vomir deux
fois des matières bilieuses très-amères, et provoque une large diaphorèse : soulagement
marqué après ces évacuations. La malade refuse
de prendre davantage du remède.

Le 5, Mme Ruffard est beaucoup mieux; cependant sa douleur du côté est encore vivement sentie. Je l'engage à reprendre l'usage du looch émétisé : elle y consent, et celui-ci pris en entier la mène
abondamment par le haut et par le bas. Le soir,
nulle douleur, amélioration générale : tisane
d'orge gommée, deux gros de sirop de karabé.

Les 6 et 7, *idem;* le 8, la convalescence est

confirmée; et le 9, la malade a pu se remettre en route pour rejoindre ses foyers.

Dans cette observation on a vu une violente phlegmasie de la plèvre, qui, à son début, faisait craindre une succession d'accidens graves. L'une des fonctions de la femme, dont les dérangemens ont souvent des suites funestes, avait cessé depuis quelques mois de s'exercer à sa manière accoutumée et normale : qui sait si une prédisposition à quelque lesion pathologique n'existait pas à dater de ce dérangement dans la menstruation ? Pour se développer, il lui fallait une cause occasionnelle qui s'est rencontrée tout naturellement dans l'action du froid sur l'économie après une marche forcée. Cet agent avait troublé les fonctions perspiratoires des poumons et du système cutané : l'émétique, en provoquant une forte perturbation, a réagi sur ces deux systèmes ; son efficacité a été marquée par la cessation de la pleurésie et une prompte guérison.

VII.ᵉ OBSERVATION.

M. CHAMPAVERT, âgé de trente-six ans, d'un tempérament sanguin, exerçant l'état de corroyeur à Lyon, s'expose, dans le courant de l'automne dernier, étant tout suant, aux intempéries d'un air frais qui supprime brusquement la transpiration; dès-lors il éprouve des frissons erratiques et un malaise général. Rentré chez lui, M. Champavert fait part de ce qui vient de lui arriver; aussitôt madame son épouse s'empresse de le réchauffer, et lui fait boire à longs traits des infusions de fleurs aromatiques sucrées, dans la vue d'exciter les exhalans cutanés. Ces moyens n'empêchent qu'en partie le développement de la maladie, quoiqu'on les suive assez régulièrement pendant près de trois mois. Pendant ce laps de temps, le malade se plaint d'une douleur sub-aiguë sous la mamelle gauche, qui est augmentée par des irrégularités dans le régime; le décubitus est impossible sur ce côté; il y a un peu d'oppression, qui est augmentée surtout quand le malade veut gravir un plan incliné, un escalier par exemple; ses fonctions digestives sont troublées; amaigrissement. Néanmoins, M. Champavert vaque encore tant bien que mal à quelques-unes de ses occupations habituelles, et ce n'est qu'au mois de décembre dernier que sa douleur prenant plus d'intensité, il est dans la nécessité de venir me consulter. D'après l'ensemble des symptômes que m'offrit ce malade, je conclus à l'existence d'une zône de phlegmasie siégeant

3

sur la plèvre costale. Son ancienneté, et l'état de dépérissement qui commençait à se manifester, me firent craindre un commencement d'exhalation morbide dans le côté gauche de la poitrine. Les moyens suivans furent d'abord conseillés: 15 sangsues sur le point douloureux, dont on laisse bien saigner les piqûres sous un cataplasme de farine de lin arrosé de 40 gouttes de laudanum de Bousseau ; pour boisson, décoction de guimauve et baies d'alkékenge édulcorée avec du sirop de bourrache. Le jour suivant, nul amendement: même tisane, et un grand vésicatoire camphré sur les piqûres de sangsues. Après avoir fait cette médication pendant huit jours sans obtenir d'amélioration, je me décide à faire passer par cuillerée d'heure en heure un looch blanc avec cinq grains d'émétique, et 20 gouttes de laudanum de Sydenham. Selles, sueur et vomissemens copieux pendant l'action du remède ; dans la soirée, le point du côté est presque inaperçu : 8 grains de poudre de Dower, dans le but d'entretenir la diaphorèse pendant toute la nuit. Le lendemain, le malade va très-bien ; le surlendemain, *idem ;* le looch stibié est réitéré, et produit les mêmes effets que le premier. A dater de ce jour, l'état de ce malade s'est amélioré rapidement, et la convalescence a été complète après trois jours de l'usage du second looch émétisé. Aujourd'hui, 28 février, M. Champavert jouit d'une parfaite santé, et a repris un peu d'embonpoint.

VII.ᵉ OBSERVATION.

M. Saintoyen, âgé de quarante-huit ans, d'un tempérament nerveux, d'une faible santé, ouvrier en soie, éprouve, dans les premiers jours de mars 1827, de violens frissons, du dégoût pour les alimens, et une toux fatigante, avec expectoration de mucosités blanches et écumeuses. Appelé le troisième jour, je conseille le repos absolu, des boissons pectorales miellées et un régime diététique doux. Le 4.ᵐᵉ jour, les symptômes s'étant aggravés, et la bouche étant amère, avec une teinte légèrement saburrale de la langue, j'ajoute aux moyens sus-indiqués un looch blanc avec trois grains de tartre stibié, à prendre par cuillerée d'heure en heure : ce moyen provoque des vomissemens bilieux et des selles de même nature, trèscopieuses. Le malade suspend le remède à la cinquième cuillerée.

Le cinquième jour, la toux est devenue plus rare, et la respiration, qui offrait les jours pré-

3.

cédens quelque gêne, s'opère plus librement. La journée se passe dans un état d'amélioration. Pour toute médication, boissons pectorales, et un vésicatoire camphré au bras gauche.

Le sixième jour, la toux est redevenue fréquente, et la bouche est de nouveau très-amère : on donne le reste du looch émétisé, qui provoque encore plusieurs selles et des vomissemens bilieux ; le soir, infusion d'une tête de pavot : nuit du 6 au 7 meilleure que toutes les précédentes.

Le 7, très-bien, toux presque nulle ; le malade demandant des alimens, une nourriture légère et féculente lui est permise ; le 8, *idem ;* le 9, *idem ;* le 10, la convalescence est décidée.

IXe OBSERVATION.

Mme BERNSDORFF, âgée de trente-six ans, bien réglée, d'un tempérament sanguin nerveux, mère de plusieurs enfans, habitant une de ces rues étroites de Lyon qui sont condamnées, par leur direction du nord-ouest au sud-est, à une privation presque perpétuelle des rayons vivifians du soleil, éprouve, le 7 avril 1827, de grands frissons alternés avec des bouffées de chaleur : sensation douloureuse dans le thorax, chaleur brûlante et séchéresse de la peau, pouls fréquent et élevé, céphalalgie ; toux sèche, qui ne laisse que de courts intervalles de calme ; bouche amère, soif très-grande, exacerbation pendant la nuit, constipation, urines foncées en rouge. Infusions de fleurs pectorales miellées, looch blanc par cuillerée, sinapismes promenés sur les membres inférieurs ; embrocations tièdes sur toute la poitrine, avec du baume tranquille ; lavement avec une once de manne.

Le 8, même état et même conduite ; nul changement jusqu'au 13 : application, ce jour-là, de huit sangsues dans la fossette de la base du cou, au-dessus du sternum ; les piqûres saignent abondamment.

Le 14, à ma visite du matin, on m'annonce que la toux a été plus rare ; pouls meilleur, peau moite, la céphalalgie s'est amendée ; il y a eu quelques heures de sommeil : même prescription, et un vésicatoire au bras gauche. Cet état est stationnaire jusqu'au 17, en sorte que, ce jour-là, la malade étant toujours très - altérée et se plaignant d'avoir la bouche amère, je me décide, vu la persistance des symptômes et surtout de ces derniers, à prescrire un demi-looch blanc avec tartrate antimonié de potasse grains iij ; laudanum liquide gouttes xviij, par cuillerée d'heure en heure. Les trois premières cuillerées provoquant des vomissemens très-bilieux et des sueurs copieuses, la malade suspend le remède à la quatrième cuillerée, environ la moitié du looch; le soir, on donne six grains de poudre de Dower dans une infusion aromatique: nuit meilleure que les précédentes; pendant la même, sueurs abondantes, et apparition des règles.

Le 18, toux très-rare; les règles fluent comme dans l'état de santé; toutes les fonctions se rapprochent de l'état normal.

Les 19, 20, 21, nulle trace de catarrhe, mais un accès de fièvre intermittente bien caractérisée par les trois stades de frisson, chaleur et sueur, a lieu; le 21, un deuxième accès reparaît; le 23, 8 grains de sulfate de quinine arrêtent le troisième accès, et la convalescence est décidée. Cette dernière s'est passée sans orage.

X.ᵉ OBSERVATION.

Marie FRAC, ouvrière en soie, âgée de vingt-cinq ans, d'un tempérament sanguin, bien constituée, jouit habituellement d'une bonne santé. Depuis environ trois mois elle est affectée d'une toux fréquente, plus pénible la nuit que le jour; chaque quinte amène des mucosités blanchâtres en abondance, et de nature absolument catarrhale ; le décubitus est facile sur tous les côtés. Cette bronchite chronique négligée, et entièrement confiée aux soins de la nature pendant long-temps, jette toutes les fonctions organiques dans un état complet de trouble : l'appétit se perd, les règles diminuent et varient pour l'époque de leur apparition ; la bouche devient amère, et la nutrition se fait mal ; amaigrissement.

Consulté, le 15 novembre de l'année dernière, le troisième mois de la maladie, je mets cette jeune personne à l'usage des pectoraux de toute espèce, secondés de la diète lactée, et de l'application de huit grosses sangsues dans la fossette située au-dessus du sternum ; les piqûres saignent copieusement. Tous ces moyens calment instantanément, mais n'arrêtent point la marche de cette phlegmasie chronique. Au bout de huit jours, cette première médication étant infructueuse et les accidens prenant plus d'intensité, je me décide, vu l'état de la langue qui d'ailleurs était saburrale, à faire passer, par cuillerée d'heure en heure, un looch blanc avec cinq grains de tartre stibié et vingt gouttes de laudanum. Ce moyen provoque d'abondans vomissemens de matières bilieuses très-amères, et excite une grande moiteur à la peau, comme cela arrive presque toujours pendant les efforts du vomissement , phénomène qui est peut-être un des plus salutaires de ceux produits par l'é-métique. Dans l'après-dînée, deux ou trois selles bilieuses ont également lieu.

Le soir, je prescris un léger parégorique; la nuit est meilleure que toutes les précédentes; la toux a été très-rare : les adoucissans réputés pectoraux, ainsi que la diète blanche sont continués encore quelque temps, et, sous l'influence de ces moyens, la malade entre en convalescence. Quoique l'hiver dernier ait été long et humide, circonstance si propre au développement des affections catarrhales , qui, comme on sait, sont endémiques dans notre ville par suite de sa situation topographique, la santé de Marie Frac est demeurée toujours bonne.

XIe OBSERVATION.

Le 24 juin 1827 , Mlle Boindry me consulte dans mon cabinet pour une toux accompagnée de douleur et chaleur dans la poitrine , et qui la fatigue beaucoup depuis environ deux mois : la nuit est ordinairement plus pénible que le jour, moins d'appétit ; les règles, à la dernière éruption , ont retardé de huit jours et moins flué que de coutume ; le pouls est à peu près naturel ; la paume des mains est le siége d'une chaleur insolite et pénible ; lassitude générale, ventre paresseux. Je conseille une décoction d'orgée sucrée, prise avec partie égale de lait de vache ; un emplâtre stibié entre les épaules, et un régime féculent. L'état de maigreur et de pâleur de la malade fait que je ne prescris aucune émission sanguine.

Le 29 juin, même état et mêmes moyens thérapeutiques, et, dans la petite fossette du cou, 4 sangsues dont les piqûres saignent copieusement. On lève l'emplâtre du dos, qui a produit une large éruption de gros boutons : la place est recouverte d'un morceau de diapalme.

Le 1.er juillet, nulle amélioration : la bouche est devenue amère ; une teinte jaune s'observe sur la langue ; prostration plus considérable. Cet état saburral me paraissant bien tranché, je prescris le looch suivant : ℞. demi-looch blanc, tartre stibié trois grains, et laudanum liquide 15 gouttes, m. par cuillerée d'heure en heure. Le remède entièrement pris provoque des vomissemens copieux de matières bilieuses très-amères et des sueurs abondantes ; des selles réitérées ont également lieu dans la soirée. A dix heures du soir, huit grains de poudre de Dower dans une infusion de coquelicot sucrée. La nuit s'est passée dans un état satisfaisant : même boisson.

Le 4 juillet, la malade, enchantée du soulagement que lui a procuré l'émétique, en demande un second. L'examen de la langue nous laissant apercevoir encore un léger enduit jaunâtre sans trace d'irritation, nous cédons à ses désirs, et le même looch est réitéré : nouvelles évacuations bilieuses, stomacales et alvines. A dater de ce jour, la malade va de mieux en mieux ; la toux devient rare, l'appétit revient, et les digestions se font bien. Cependant, dans le but de faire cesser sans retour l'irritation bronchique, je fais placer un vésicatoire camphré au bras gauche. Sous l'influence de ce dernier moyen et d'un régime doux et lacté, Mlle Boindry s'est parfaitement rétablie après une très-courte convalescence.

Cette observation mérite à juste titre la dénomination de catarrhe bilieux, si l'on prend garde aux symptômes bilieux qu'on a eu occasion de bien observer. Des faits analogues sont très-nombreux dans la médecine-pratique de Stoll (*Ratio medendi*). Ce n'est pas dans ces cas que l'on reprochera à l'illustre praticien viennois d'avoir abusé de l'émétique. La méthode anti-phlogistique et délayante peut également réussir ; mais elle est moins expéditive, et il est assez ordinaire de voir la nature faire ce que l'art avait omis, c'est-à-dire, provoquer des évacuations bilieuses spontanées et juger ainsi la maladie.

Je rapporterai encore l'observation suivante, quoiqu'elle présente la plus grande analogie avec la précédente, parce que, quand on a pour but de convaincre de l'utilité d'une méthode, on ne saurait trop multiplier les faits.

XII.ᵉ OBSERVATION.

Vers le milieu du mois de juin 1827, M. Mest..., âgé de 40 ans, d'un tempérament nerveux, employé à la police de la ville de Lyon, contracte un violent catarrhe à la suite de vicissitudes atmosphériques auxquelles il s'est exposé. Des mucilagineux de toute espèce, des loochs kermétisés, anodinés ; des vésicatoires sur diverses parties, des sinapismes, etc., sont inutilement mis en usage par un praticien distingué.

Le 10.ᵉ jour de la maladie, je fus appelé ; je continuai, pendant quelques jours, à quelque modification près, la même médication.

Le 15.ᵉ jour, toux fréquente et très-fatigante pendant la nuit ; pouls à peine fébrile, un peu de chaleur à la peau ; urines rares : leur émission est brûlante et difficile ; dépravation du goût, bouche amère, langue recouverte

d'un enduit jaunâtre ; quelques lancées dou-
loureuses dans la région frontale ; ventre paresseux , etc. Cet ensemble de symptômes me
décide à faire passer un demi-looch avec trois
grains de tartre stibié, et 15 gouttes de laudanum liquide par cuillerée d'heure en heure. Le
remède fait beaucoup vomir de bile. Le soir,
deux gros de sirop diacode : nuit meilleure que
toutes les précédentes. Le jour suivant, le malade m'exprime avec un air de satisfaction , à
ma visite du matin, qu'il a beaucoup moins
toussé, et qu'il se trouve infiniment mieux. Le
surlendemain, nouveau looch stibié qui produit
des effets analogues à ceux du précédent. Le
ventre est excité par des lavemens avec la
manne. Sous l'influence de cette médication et
d'un régime convenable, le malade s'achemine
visiblement vers la convalescence, qui est décidée le 21.ᵉ jour.

Je dois dire en terminant cette histoire ,
qu'ayant trouvé le malade dans une maigreur
extrême, ce ne fut qu'après beaucoup d'hési-
tation que je prescrivis l'émétique. Cette remarque est d'autant plus importante que le
succès que j'ai obtenu peut servir à encourager
le praticien dans des circonstances semblables.

XIII.ᵉ OBSERVATION.

M. CROCHAT, âgé de 28 ans, d'un tempérament lymphatique, fabricant de parapluies, fut atteint, il y a trois ans, d'un catarrhe pulmonaire très-aigu, qui se montra d'abord rebelle à une foule de moyens, mais qui céda enfin à un large emplâtre fortement stibié qu'on plaça entre les épaules ; le régime lacté fit le reste. Depuis cette époque M. Crochat s'est bien porté et a même acquis un embonpoint remarquable.

Le 5 décembre 1827, M. Crochat est de nouveau malade d'une phlegmasie intense des voies aériennes, caractérisée par les symptômes suivans : pouls légèrement fébrile, un peu d'oppression ; toux sèche, dont les quintes reviennent à de longs intervalles et sont plus intenses dans la matinée. L'expectoration est nulle ou presque nulle ; la toux a quelque chose du son croupal. L'irritation est étendue aux ramifications bronchiques, comme l'indiquent les douleurs accompagnées de chaleur que le malade ressent dans toute la poitrine ; bouche pâteuse, dégoût pour les alimens. Traitement : infusion de fleurs pectorales, et décoction d'orge alternativement édulcorées avec du miel blanc et du sirop de gomme arabique ; looch avec addition d'une once de sirop de pavot , et un gros d'eau distillée de laurier-cerise , par cuillerée d'heure en heure ; cataplasme de farine de lin arrosé de baume tranquille sur tout le devant du thorax ; lavemens émolliens : pour nourriture, lait de vache sucré.

Le 6 , nul amendement, même irritation des bronches : dix sangsues dans la fossette située au-devant et à la base du cou; les piqûres saignent beaucoup.

Le 7 , *idem* pour tout, les sangsues exceptées ; sinapismes promenés sur les membres abdominaux.

Le 8, l'état du malade n'a point changé , la toux est toujours sèche et sonore. Le malade s'inquiète de sa position ; cependant il m'annonce à . chaque première visite avoir passablement dormi ; ce n'est que le matin que les quintes sont violentes. Même traitement et un large emplâtre stibié entre les omoplates.

Les 9, 10 et 11 , *idem* pour tout ; l'emplâtre stibié faisant beaucoup souffrir , on l'ôte dans la soirée du 11 , il a produit l'effet local désiré. La nuit est pénible à cause des douleurs qu'occasionne l'éruption phlegmoneuse du dos ; l'on recouvre cette partie d'un morceau de diapalme.

Le 12 , l'irritation laryngo-bronchite reste stationnaire. Même prescription.

Le 13, *idem*, et looch blanc avec 4 grains de tartre stibié et 15 gouttes de laudanum liquide par cuillerée d'heure en heure : vomissemens réitérés de bile dans la matinée; dans l'après-dînée, 5 ou 6 selles bilieuses ; le soir, infusion d'une tête de pavot blanc, sucrée.

Le 14 au matin, on m'annonce que la nuit a été bonne et la toux presque nulle. Expectoration franchement catarrhale et facile; douleurs thorachiques à peine senties; respiration normale. Tisane édulcorée avec le sirop de gomme arabique ; infusions de violettes sucrées, coupées à partie égale de lait de vache.

Le 15, très-bien; le 16, la convalescence est confirmée.

XIV.ᵉ OBSERVATION.

M.ᵐᵉ DUM., âgée de 25 ans, enceinte de trois mois : depuis un mois environ elle est fatiguée d'un violent catarrhe, accompagné de beaucoup d'oppressions; ces malaises allant toujours croissant, sur la fin de février 1828, elle me fait prier de passer chez elle. A ma première visite, je la trouvai dans une grande anxiété, toussant considérablement et respirant avec peine. Tous ces symptômes acquièrent de l'intensité pendant la nuit. Une position dans laquelle le tronc est dans une demi-érection est la seule qui soit tenable. Cette jeune dame, douée d'un tempérament sanguin, m'offrit un pouls assez élevé pour me faire penser qu'un dégorgement sanguin amenderait son état. Je pratiquai donc une large saignée au bras droit. Les jours suivans, l'oppression est moindre ; Mme D.... se trouve un peu mieux ; néanmoins elle continue à tousser et se plaint d'un grand mal de tête. Appelé de nouveau, je conseille des boissons pectorales de toute éspèce ; un looch anodin avec deux gros d'eau distillée de laurier-cerise, et un vésicatoire camphré à la cuisse gauche. Nul soulagement sous l'influence de cette médication, qui est sévèrement suivie jusqu'au 20 mars. Je prescris, ce jour-là, un looch blanc avec trois grains de tartre stibié, et demi-once de sirop diacode, à prendre par cuillerée d'heure en heure. La malade ne prend que la moitié du remède, qui provoque par le haut cinq ou six évacuations de matières bilieuses très-amères, et des sueurs copieuses pendant les efforts du vomissement. Le soir, toux rare, expectoration facile. Pilule de cynoglosse de 6 grains : nuit meilleure que les précédentes, quelques heures de sommeil.

Le 21, le looch est achevé : nouveaux vomissemens; aucune évacuation alvine n'ayant eu lieu pendant cette médication, on administre un lavement émollient, avec deux onces de manne, qui fait rendre trois grandes selles de matières fécales délayées dans un liquide jaunâtre. Le soir, demi-once de sirop de pavot: nuit bonne.

Le 22, l'amélioration est décidée; même boisson, et looch blanc avec sirop de karabé une once, et eau distillée de laurier-cerise deux gros, par cuillerée d'heure en heure.

Le 23, toutes les fonctions s'exercent librement; même prescription.

Le 24, la convalescence est complète; toux très-rare, et qui n'a lieu que pour expulser le produit normal de la sécrétion bronchique.

Ici la grossesse pouvait bien être une contre-indication de l'émétique; mais j'ai pensé que les efforts et la grande fréquence de la toux étaient plus dangereux que les secousses momentanées du vomissement; et quand, au résumé, on a à choisir entre deux maux, c'est toujours le moindre qu'on doit préférer.

XV.ᵉ OBSERVATION.

M. Poizat, boulanger aux Brotteaux, âgé de
28 ans, d'un tempérament lymphatique, d'une
taille élevée, éprouvait depuis long-temps une
toux à laquelle il prêtait peu d'attention. Cependant cette légère indisposition prenant de l'accroissement, elle troubla ses fonctions et notamment son sommeil ; en sorte que M. Poizat
me fit appeler le 3 mars 1828. Je le trouvai, à ma
1.ʳᵉ visite, souffrant de la poitrine, et toussant
beaucoup. Le malade, ayant perdu trois membres de sa famille, sa mère et deux frères âgés
de plus de 20 ans, de la phthisie pulmonaire,
s'inquiétait de sa position, et croyait être con-
damné à périr de la même maladie. Après avoir
relevé le moral, je prescrivis les moyens suivans :
décoction d'orge, dattes et jujubes, édulcorée
avec du sirop d'althæa ; eau de poulet, looch du
Codex, avec sirop de pavot blanc une once, et
eau distillée de laurier-cerise deux gros, par
cuillerée toutes les heures ; régime doux.

Les 4, 5 et 6, *idem ;* toux férine, expectoration de matières claires et écumeuses, poitrine
devenue plus douloureuse, pouls élevé et fréquent, céphalalgie sus-orbitaire, etc. : même
prescription, et 12 sangsues au-dessous des

clavicules ; saignement considérable des piqûres, sous un grand cataplasme émollient, dont on recouvre tout le devant du thorax. La nuit du 6 au 7 est meilleure que les précédentes.

Le 7, *idem ;* même traitement, et un grand emplâtre de poix blanche, saupoudré de 20 grains de tartre stibié, entre les épaules.

Le 9, l'emplâtre stibié a produit son effet : même intensité et fréquence de la toux qui continue à troubler toutes les fonctions organiques ; bouche pâteuse. Le malade s'inquiète de plus en plus de son état.

Le 10, *idem* pour tout, et demi-looch blanc avec quatre grains de tartrate antimonié de potasse, et demi-once de sirop de pavot, par cuillerée d'heure en heure. Vomissemens copieux de matières bilieuses très-amères ; dans l'après-midi, plusieurs selles ; le soir, une pilule de cynoglosse de 5 grains : amélioration dans la nuit du 10 au 11, toux rare, et expectoration facile de mucosités plus épaisses.

Le 11, le mieux se soutient. Le 12, *idem ;* le looch stibié est réitéré : nouvelles évacuations abondantes par le haut et par le bas. Le soir, la pilule de cynoglosse.

Les 13 et 14, amélioration progressive; néanmoins, comme une toux rare à la vérité revient encore de loin en loin, elle cède complètement à l'application d'un vésicatoire au bras gauche.

Le 15, l'amélioration a fait de grands progrès ; régime féculent et lacté : convalescence le 18.

Le 22, M. Poizat reprend une partie des occupations pénibles de sa profession.

D'après tous les détails qu'on a pu me fournir sur la mère et les deux frères du malade qui fait le sujet de cette observation, tout porte à croire que les trois individus ont succombé à une phthisie pulmonaire tuberculeuse, précédée d'une bronchite chronique. Ces précédens, et la constitution éminemment lymphatique de M. Poizat, m'ont causé, pendant quelques jours, d'assez graves inquiétudes sur sa position.

XVI.ᵉ OBSERVATION.

M.ᵐᵉ PÉRIGNY, âgée de 27 ans, d'un tempérament lymphatique, est venue de la campagne habiter Lyon depuis cinq années ; elle est épicière dans une des rues étroites de la ville (petite rue Ste.-Catherine). Elle a donné naissance à trois enfans dans trois parturitions, et s'est toujours très-bien portée, à l'exception de quelques rhumes qu'elle a éprouvés chaque hiver. Dans le courant de février 1828, elle contracte un catarrhe pulmonaire qui, rebelle aux médications bannales auxquelles le vulgaire a recours, l'oblige de réclamer mes soins. Le 5 mars, je vois Mme Périgny pour la première fois. Je remarque les symptômes suivans : pouls légèrement fébrile, toux fréquente, dont les quintes sont surtout pénibles pendant la nuit ; oppression considérable, inappétence, douleur et chaleur dans toute la poitrine, expectorations abondantes de mucosités filantes s'attachant aux parois du vase, urines sedimenteuses ; peau chaude, mais hulitueuse ; céphalalgie frontale ; langue d'un aspect catarrhal, c'est-à dire blanche dans le milieu et un peu rouge sur les bords ; état d'accablement général. La dernière évacuation menstruelle a été moins copieuse qu'à l'ordinaire. Prescription : tisane de guimauve, dattes et jujubes, édulcorée avec du sirop de gomme arabique ; looch blanc avec deux gros d'eau de laurier-cerise et demi-once de sirop diacode ; épithême anodin sur la poitrine. Nul changement jusqu'au huit mars ; continuation des moyens précités, et un emplâtre de poix entre les épaules, saupoudré de 15 grains d'émétique ; une application de 12 sangsues est vainement proposée, la malade refuse de s'y soumettre.

Le 9, *idem* ; le 10, respiration plus facile ; mais les quintes de toux persistent avec la même intensité et les fonctions sont toujours troublées.

L'expectoration anormale indiquée plus haut est prodigieuse; la langue n'étant pas très-rouge, dans le but de modérer cette sécrétion pathologique, je prescris, conjointement avec les moyens précédemment indiqués, le mélange suivant : sirop de tolu deux onces et demie, d'ipecacuanha une once et demie, diacode une once, mêlez : 4 cuillerées dans la journée, données à des intervalles de trois heures.

Le 11, *idem* pour tout; le 12, nul amendement. Même traitement, le mélange excepté, et looch blanc avec 4 grains de tartre stibié et 20 gouttes de laudanum : évacuations bilieuses stomacales et alvines, très-copieuses. Le soir, toux rare; diminution de la sécrétion bonchique, respiration aisée. Demi-once de sirop diacode dans une infusion de fleurs de sureau.

Nuit du 12 au 13, très-bonne ; toux facile, expectoration à chaque quinte de mucosités plus liées; nul embarras ni douleur dans la cavité du thorax.

Le 14, amélioration progressive. Néanmoins, comme Mme Périgny se plaint d'avoir encore la bouche pâteuse, je lui fais prendre un nouveau looch stibié, avec 2 grains seulement et 15 gouttes de laudanum. L'ingestion du remède est encore suivie de nombreuses évacutions bilieuses; le soir, le porégorique du 12 est réitéré.

Le 15, point de fièvre et presque pas de toux. Infusion de fleurs de tussilage et mauve, adoucie avec du sirop gommeux ; légers alimens.

Le 16, retour de toutes les fonctions à leur état normal; convalescence. Afin de bien consolider sa guérison, Mme Périgny se met à l'usage du lait de chèvre pendant 15 jours.

XVIIe OBSERVATION.

M. Grévon, âgé de 30 ans, épicier en gros, né à la campagne, est sujet à de fréquentes irritations bronchiques depuis qu'il habite Lyon. A part cette indisposition, il jouit d'ailleurs d'une heureuse constitution. Dans le courant de décembre 1827, M. Grévon contracte un violent rhume qui le fait tousser considérablement, surtout pendant les nuits. Un mois se passe sans faire de traitement rationnel ; après ce laps de temps, ce n'est plus un simple rhume auquel on a à faire, c'est un véritable catarrhe qui est parvenu à un haut degré d'intensité. Pouls fébrile, peau chaude, douleur et chaleur dans toute la poitrine, toux fréquente suivie de l'expectoration de mucosités claires et filantes; dépravation du goût, bouche amère; céphalalgie sus-orbitaire, violente et continue. Au rapport du malade, ce dernier symptôme est celui qui le fatigue le plus.

Consulté le 3o décembre, je prescris à M. Grévon des boissons pectorales et gommées, un looch anodin, et une saignée du bras qui est rejetée par le malade. La céphalagie, quoique symptomatique et occasionnée probablement par la fréquence de la toux, est combattue par l'application de 12 sangsues autour des malléoles ; on favorise le saignement des piqûres par un pédiluve tiède. Notre attente n'est pas trompée ; la tête est soulagée : quant au catarrhe, il reste stationnaire. Même prescription, les sangsues exceptées.

Le 1.ᵉʳ janvier 1828, *idem* pour tout, et looch blanc avec 4 grains de tartrate antimonié de potasse, et 20 gouttes de laudanum liquide par cuillerée : vomissemens successifs de beaucoup de bile, et sueur abondante. Le soir, deux gros de sirop de karabé, dans une infusion de violettes. Toux presque nulle la nuit suivante.

Le 2 janvier, amélioration étonnante. La toux est très-rare, et le malade exprime avoir retrouvé un bien-être dont il était privé depuis bien long-temps.

Les jours suivans, toujours de mieux en mieux ; et, le 6 janvier, la convalescence est complète.

XVIII.ᵉ OBSERVATION.

M. Rang, négociant, âgé de 58 ans, d'un tempérament sanguin, est très-sujet aux irritations bronchiques. L'hiver dernier, il a été soumis à l'influence de l'atmosphère qui, à Lyon, a produit de nombreux catarrhes.

M. Rang a toussé presque tout l'hiver ; l'arrivée de la belle saison n'améliore pas son état : au contraire, il tousse beaucoup plus. Cet état de choses allant toujours en augmentant, il est enfin obligé de rester dans ses appartemens. Chaque nuit se passe dans une pénible anxiété : voix rauque, quintes de toux fréquentes, céphalalgie habituelle, injection des capillaires de la face; les fonctions digestives participent à ce trouble général.

Le 30 mai 1828, il me fait prier de passer chez lui. A ma 1.ʳᵉ visite, après avoir interrogé le malade sur les antécédens, il m'annonce que 15 ans auparavant il avait eu de temps en temps un flux hémorroïdal très-abondant, mais que cette indisposition avait disparu spontanément, sans en avoir éprouvé aucun malaise, à l'exception d'un peu plus de disposition aux affections catarrhales. J'arrêtai en conséquence la médication suivante : douze sangsues à l'anus; on favorise le saignement des piqûres au moyen d'un bain de siége; infusion de fleurs de mauve, violettes et bourrache, édulcorée avec du sirop d'althæa, et parfois avec du miel blanc de Narbonne; looch blanc, avec demi-once de sirop diacode, et deux gros d'eau distillée de laurier-cerise, par cuillerée d'heure en heure; sinapismes sur les membres inférieurs. Nuit du 30 au 31, un peu moins pénible que les précédentes. Même traitement, et pilule de cynoglosse pour le soir.

Le 1.ᵉʳ juin au matin, on m'annonce que la nuit a été très-mauvaise ; le malade a beaucoup toussé et n'a pas clos les paupières un seul instant. Prescription : mêmes boissons, et demi-looch blanc du Codex, avec trois grains de tartre stibié, et 15 gouttes de laudanum par cuillerée toutes les heures : vomissemens réitérés après l'ingestion du remède, et 5 ou six selles bilieuses. Le soir, 8 grains de poudre de Dower dans une infusion sucrée de fleurs de sureau et coquelicot.

Le 2 juin, la nuit a été bonne : sueur copieuse et toux rare ; respiration facile. Mêmes moyens, le looch stibié excepté.

Le 3, l'état de M. Rang est de plus en plus satisfaisant. Mêmes moyens, et nouveau looch stibié et anodiné, qui fait encore beaucoup évacuer par toutes les voies. Dans les matières du vomissement, on remarque une grande quantité de glaires, qu'on peut soulever en plongeant dans le vase une allumette. Ce produit n'est autre chose que le résultat de l'action de l'émétique sur les cryptes muqueux de l'estomac. Le soir, 10 grains de poudre de Dower dans un julep gommeux.

Le 4, le malade est content de sa dernière nuit ; il a peu toussé et bien dormi. Prescription : décoction d'orge, dattes et jujubes ; quatre cuillerées par jour, prises à trois heures d'intervalle, du mélange suivant : sirops de diacode, de gomme arabique, d'ipécacuanha, une once et demie ; balsamique de tolu, deux onces ; teinture *idem*, 20 gouttes : mêlez ; un vésicatoire camphré au bras gauche.

Les 5, 6 et 7, amélioration progressive. Le 8, la toux est très-rare et le mucus qu'elle amène est épais, ce qui annonce une complète résolution de la phlegmasie bronchique. Toutes les fonctions organiques ont lieu comme dans l'état normal.

Le 9, le malade peut être considéré comme étant en pleine convalescence ; il me fait ses remercîmens des soins que je lui ai donnés et du prompt succès que j'en ai obtenu.

M. Rang, comme on l'a vu au commencement de cette observation, avait été sujet à un flux hémorroïdal pendant plusieurs années ; cette évacuation, qui était constitutionnelle, a cessé pour toujours depuis environ quinze ans ; et c'est depuis cette époque que M. Rang a été plus fréquemment fatigué par des irritations catarrhales. Cette circonstance ne devait point être perdue de vue par le médecin ; elle montrait naturellement la marge de l'anus comme le point d'élection où le dégorgement sanguin par les sangsues devait être pratiqué : c'est ce que nous avons fait avec quelque avantage , puisque la nuit du 30 au 31 a été meilleure que les précédentes ; l'émétique a ensuite fait le reste, ainsi qu'on a pu le remarquer.

Mes lecteurs me reprocheront peut - être d'avoir trop multiplié les observations sur le catarrhe pulmonaire ; mais je devais le faire, surtout en écrivant dans une ville où toutes les circonstances propres aux développemens des affections catarrhales se trouvent réunies, telles que des rues étroites et malpropres, bornées par des maisons très-élevées ; des débordemens annuels des deux rivières dans les parties basses de la ville ; le chauffage par le charbon de terre dans des poêles en fonte , qui élève en hiver la chaleur des appartemens à un très-haut degré , en sorte que les habitans de ces lieux , sortant tout suant et se mettant en rapport avec un air froid et humide , sont continuellement exposés à toutes les lésions pathologiques qui sont dues aux transitions brusques d'une température opposée. Voilà, en peu de mots, les causes principales des catarrhes et des rhumatismes , qui, chaque année, affectent si généralement notre intéressante et laborieuse population.

J'aurais pu donner plus d'étendue à ce travail , si j'avais voulu rassembler toutes les observations que j'ai recueillies sur l'emploi de l'émétique. J'ai cru pour le moment devoir me borner aux seuls faits qui ont pour objet les inflammations des organes de la respiration. Je ne renonce pas pour cela à l'étude des effets avantageux de ce médicament dans les autres cas pathologiques; et , si l'accueil favorable dont quelques sociétés savantes ont honoré plusieurs de mes productions m'enhardit , peut-être un jour aurai-je le désir de publier les faits nouveaux que j'aurai recueillis, et , s'il est possible , de compléter l'histoire clinique de l'émétique. Ce travail est vaste et du plus grand intérêt ; il est digne d'occuper les plus grands maîtres de l'art : et je verrais avec plaisir une plume plus exercée que la mienne nous donner là-dessus une bonne monographie dont nous sommes privés ; elle ne manquerait pas d'être bien accueillie.

Puissent, en attendant, mes efforts mériter quelque attention de la part des praticiens! puissent-ils contribuer au soulagement de quelques malades! Si mes vœux sont exaucés, ce sera ma plus douce récompense. Dans tous les cas, on reconnaîtra toujours dans cette production le zèle dont je suis animé pour la science et pour l'humanité.

FIN.